PRÉFECTURE DE POLICE.

CONSEIL D'HYGIÈNE PUBLIQUE ET DE SALUBRITÉ.

ÉTABLISSEMENT, A PARIS,

D'ÉTUVES PUBLIQUES

Pour la désinfection des objets de literie et des linges
qui ont été en contact avec des personnes atteintes de maladies
infectieuses ou contagieuses.

PARIS

TYPOGRAPHIE CHARLES DE MOURGUES FRÈRES

IMPRIMEURS DE LA PRÉFECTURE DE LA SEINE

RUE JEAN-JACQUES-ROUSSEAU, 12

3795   1880

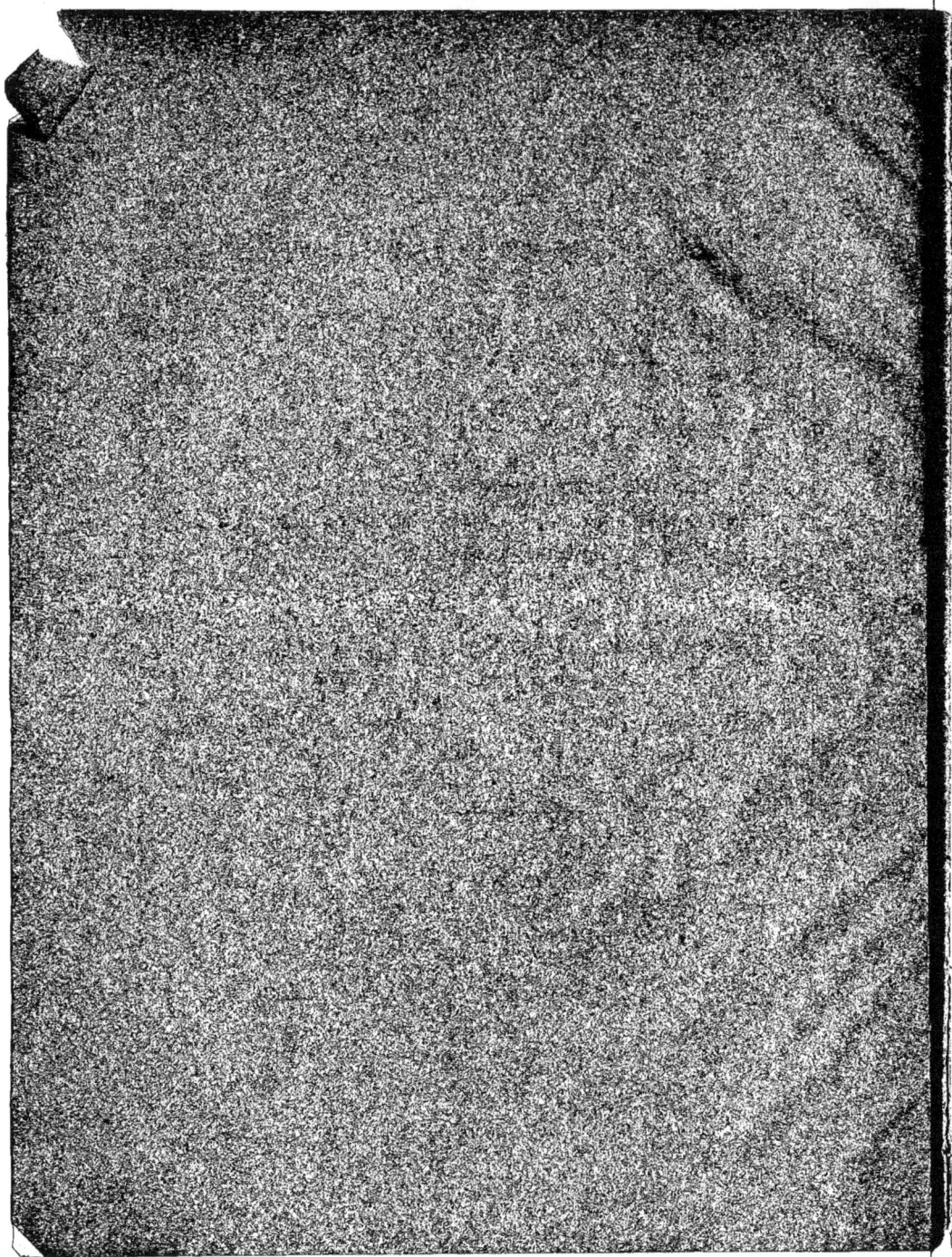

PRÉFECTURE DE POLICE.

CONSEIL D'HYGIÈNE PUBLIQUE ET DE SALUBRITÉ.

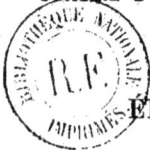

ÉTABLISSEMENT, A PARIS,

D'ÉTUVES PUBLIQUES

Pour la désinfection des objets de literie et des linges
qui ont été en contact avec des personnes atteintes de maladies
infectieuses ou contagieuses.

1° Rapport de **MM. PASTEUR** et Léon **COLIN** au
Conseil d'hygiène publique et de salubrité.

2° **Extrait** du procès-verbal de la séance du Conseil
d'hygiène, du **11 juin 1880.**

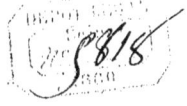

PARIS

TYPOGRAPHIE CHARLES DE MOURGUES FRÈRES

IMPRIMEURS DE LA PRÉFECTURE DE LA SEINE

RUE JEAN-JACQUES-ROUSSEAU, 58

1880

3708

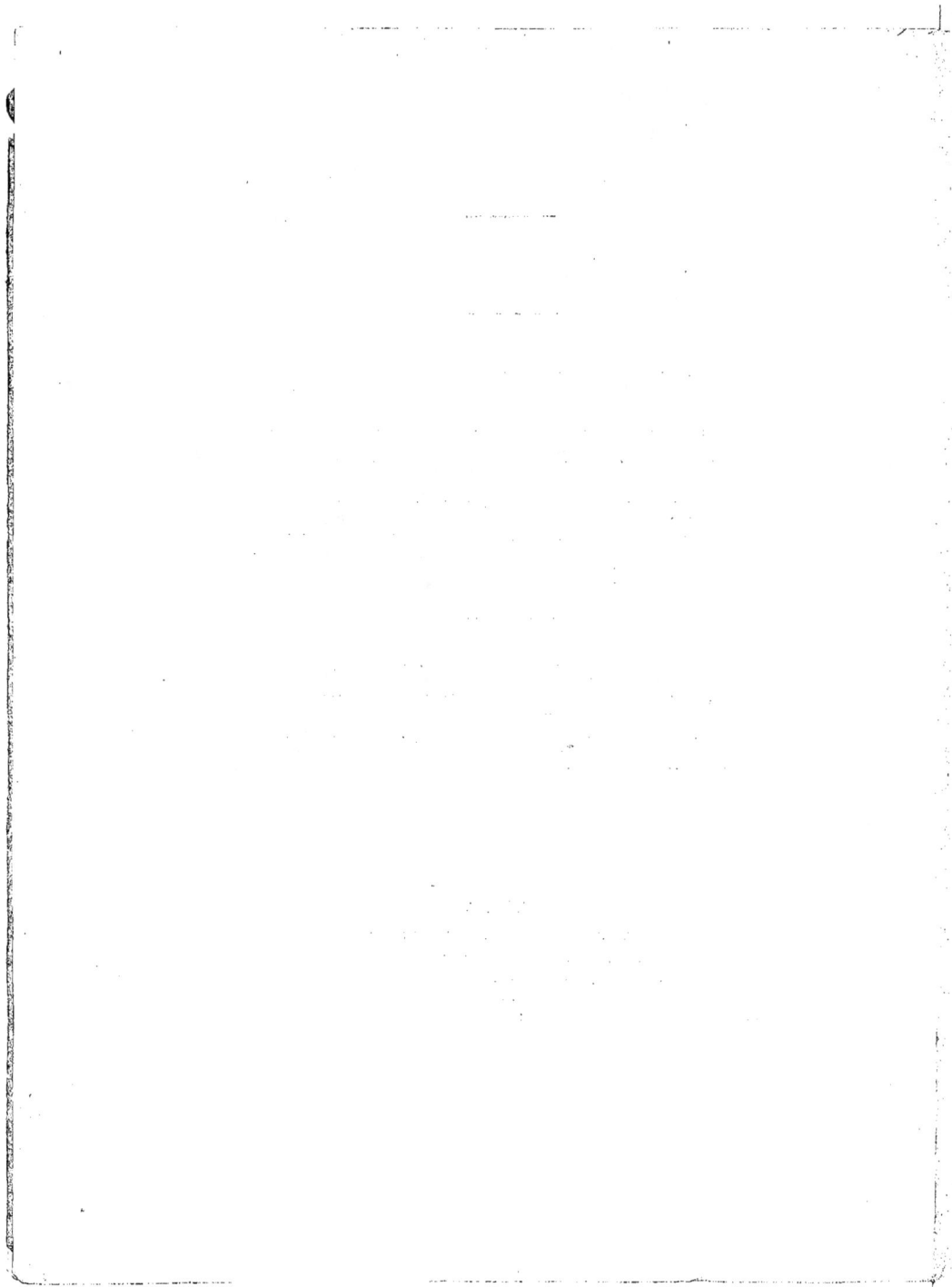

PRÉFECTURE DE POLICE.

CONSEIL D'HYGIÈNE PUBLIQUE ET DE SALUBRITÉ.

RAPPORT

DE MM. PASTEUR ET LÉON COLIN

Au Conseil d'hygiène publique et de salubrité.

Paris, 11 juin 1880.

Monsieur le Préfet,

Vous avez soumis au Conseil de salubrité la question d'utilité d'établir à Paris des étuves de désinfection en partie gratuites, en partie payantes, pour les objets de literie et les linges ayant été en contact avec des personnes atteintes de maladies infectieuses ou contagieuses.

Cette enquête confiée à une Commission, composée de MM. Pasteur et Léon Colin, répond à un desideratum fréquemment signalé depuis plusieurs années. En effet, la prophylaxie hygiénique applicable aux divers effets à usage des malades n'a reçu encore à Paris aucune réglementation en rapport avec les progrès de la science, et, au retour de chaque épidémie, variole, choléra, fièvre typhoïde, diphtérie, etc., les prescriptions se bornent à cet égard à l'indication de désinfectants chimiques, soit gazeux (chlore, acide hypoazotique, vapeur de soufre, vapeurs phéniquées, etc.), soit solides ou liquides (acides phénique, salycilique, borax, sulfate de fer, oxychlorure de zinc, hypermanganates, etc.), dont l'action sur les germes morbides ne semble efficace qu'à la condition, pour plusieurs d'entre eux, de leur emploi à des doses incompatibles avec la conservation des effets à purifier.

A côté de ces moyens de désinfection, il en est un, dont la puissance aussi est hors de doute, c'est la chaleur. Nous ne ferons que rappeler l'antiquité de son application à son degré le plus énergique et le plus radical ; de longue date, le feu a été considéré comme le purificateur par excellence : la carbonisation superficielle des parois intérieures des navires suspects de contamination pestilentielle était pratiquée dès le xv° siècle, dans les lazarets de Venise. De nos jours, cette méthode a été appliquée avec succès aux bâtiments imprégnés des germes de la fièvre jaune, pratiques scientifiquement confirmées par les expériences de Tyndall, démontrant que la combustion rend l'air optiquement pur, et par celles de M. Pasteur, assurant, par le flambage préalable des appareils, la conservation indéfinie des liquides les plus fermentescibles.

Ce qu'il s'agit de réaliser dans la purification des linges et objets de literie, c'est à la fois leur désinfection et leur conservation, c'est dès lors, l'emploi de la chaleur à un degré assez élevé pour les assainir, assez modéré pour ne pas les altérer. Or ce double résultat est réalisable.

A. — Il est d'abord une série d'arguments de nature rigoureusement scientifique, découlant des expériences dans lesquelles M. Pasteur a déterminé les limites de température que ne peuvent franchir, sans être anéantis, les protoorganismes auxquels est dévolu le rôle de ferments et de germes contages.

De ces expériences, nous rappellerons spécialement celles qui ont établi que la bactéridie charbonneuse, le vibrion septique et le microbe du choléra des poules étaient détruits à une température inférieure à $+\ 100°$

Quant aux germes virulents journellement transmis de l'homme à l'homme, et qui constituent la cause principale des épidémies, aucune expérience rigoureuse ne permet d'affirmer le degré de chaleur dont ils sont justiciables. Mais l'observation des faits semble démontrer que la plupart de ces germes perdent leur nocuité sous l'influence d'une élévation relativement peu considérable de température.

La preuve en est fournie analogiquement par le virus vaccin dont on connaît la similitude avec celui de la plupart des maladies contagieuses, et qui devient inerte à moins de $+\ 60°$ centigrades, modification qui nous explique la difficulté, souvent l'impossibilité des vaccinations dans les pays chauds.

L'atténuation habituelle, durant l'été, des épidémies de peste, de variole, de diphtérie paraît également indiquer l'action nocive, sur les germes de ces affections, des influences météoriques de la saison chaude.

Sans doute ces germes seraient entièrement anéantis à la température de l'ébullition de l'eau : à la rentrée des troupes russes, après leur dernière campagne contre la Turquie, on a utilisé la vapeur des locomotives pour la désinfection, en wagons clos, des effets et habillements des soldats, et peut-être conjuré ainsi le développement de la peste et du typhus. Ce qui nous inspire surtout l'espoir de la puissance de ce moyen contre tous les germes spécifiques des épidémies, c'est que la projection de la vapeur d'eau, à l'intérieur des navires, constitue une méthode prophylactique éprouvée avec

2

succès contre la fièvre jaune; or, de toutes les maladies infectio-contagieuses, la fièvre jaune est celle dont les germes semblent, *à priori*, les plus aptes à supporter impunément les températures élevées, l'affection n'éclatant que pendant l'été, même en son foyer originel, situé cependant dans la zone intertropicale.

B.—D'autre part, des expériences, aujourd'hui nombreuses, témoignent que les divers tissus de laine et de coton peuvent subir des températures de 110° et même 120° centigrades, sans perdre ni leur couleur ni leur résistance.

Aussi votre Commission est-elle disposée à admettre qu'une température de + 100 degrés peut assurer les deux résultats à obtenir de l'emploi de la chaleur : désinfection des objets de literie et maintien de l'intégrité des tissus qui les constituent.

Existe-t-il dès maintenant des installations d'appareils de désinfection basées sur les considérations précédentes? Un travail intéressant de M. le docteur Vallin nous fournit à cet égard les données les plus précises (1); nous y trouvons non-seulement des avis et des projets, mais la description d'étuves fonctionnant depuis quelques années, et avec un succès qui semble ne pas s'être démenti, en diverses villes importantes, notamment en Angleterre, en Allemagne et en Belgique.

Votre Commission a également étudié les principes suivis, en France même, à Paris, dans certains établissements privés de purification des objets de literie au moyen de la vapeur d'eau.

Pour réaliser, au bénéfice de la population parisienne, l'application de ces diverses données, plusieurs conditions sont à remplir parmi lesquelles il en est d'abord qui s'imposent d'une manière

---

(1) Vallin, *des Appareils à désinfection applicables aux hôpitaux et aux lazarets*, *Revue d'hygiène*, 1879, p. 813.

générale, quelles que soient les différences que puissent établir entre les divers systèmes les circonstances locales dont il faudra tenir compte dans leur édification particulière.

La pièce capitale, l'étuve, doit être disposée de façon que les objets désinfectés soient soustraits à tout contact avec ceux dont la purification est à faire. Dans nos visites à quelques établissements privés d'épuration de literie, qui fonctionnent à Paris, nous avons été frappés du peu de rigueur de cette séparation qui doit être absolue, sous peine de rendre illusoire toute la série d'opérations. Les deux catégories d'objets sont parfois, il est vrai, introduites ou extraites par des portes et des escaliers différents, mais pour se trouver presque en contact dans des chambres immédiatement voisines, dont les atmosphères se confondent par des baies largement ouvertes.

Pour éviter une telle chance de contamination nouvelle, il faut que l'étuve s'ouvre d'un côté sur une cour d'arrivée, de l'autre sur une cour de départ.

On atteindra ce but par l'adoption d'un système analogue à celui qui a été institué par M. le Dr Ransom à Nottingham (1), et qui peut se résumer dans l'application de la formule suivante :

Diviser en deux parties égales, par un mur suffisamment élevé, un terrain clos de toutes parts, et au milieu de ce mur encastrer le four à désinfection ; celui-ci donnera ainsi sur deux cours entièrement séparées, et dans chacune desquelles seront aménagées des constructions à usage d'écurie et de remise pour les fourgons chargés des transports.

Peut-être y aurait-il avantage à ce que ces fourgons fussent construits sur deux types différents, suivant qu'ils seraient destinés à chercher les effets ou à les reporter à domicile ; cette différence

_____

(1) Voy. E. Vallin, *Revue d'hygiène*, 1879, p. 819.

s'opposerait à la tentation qu'on pourrait avoir de les employer indifféremment à ce double usage; ceux de la première catégorie seraient munis d'un système de clôture hermétique, précaution inutile pour ceux de la seconde.

Il est difficile de nous prononcer dès aujourd'hui sur l'ensemble des questions de détail : nombre des étuves à établir dans Paris, dimension de ces étuves, mode de chauffage.

Nous pensons cependant qu'il est prudent de commencer par l'édification de deux établissements seulement, sauf à leur donner une ampleur en rapport avec le rôle qu'ils peuvent être appelés à remplir immédiatement.

En chacun de ces établissements, la chambre de désinfection dont les parois seraient très épaisses ou même doubles pour obvier à la déperdition du calorique, offrirait une capacité de 18 mètres cubes (3 m. de long, sur 3 m. de large, et 2 m. de hauteur); les linges à désinfecter seraient placés sur des tringles horizontales, ou plutôt sur des claies métalliques superposées; il serait facile ainsi de les faire glisser de l'ouverture d'entrée à l'ouverture de sortie à l'aide de bâtons munis de crochets. Les deux cours d'arrivée et de départ, correspondant à ces deux ouvertures par l'intermédiaire de vestibules, présenteraient, à elles deux, une superficie totale de 800 à 1,000 mètres.

Quant au mode de chauffage de l'étuve, on peut hésiter entre la chaleur d'un foyer de combustion alimenté par la houille, le coke, le gaz, et l'échauffement des parois par des tubes renfermant de la vapeur d'eau à une température suffisamment élevée.

Ces divers moyens sont également réalisables à Paris; quel que soit celui que l'on adopte, les ingénieurs sauront adapter à l'appareil un régulateur thermique assurant le degré et la constance de la température obtenue, qui devra être de + 100° au moins à l'intérieur de l'étuve.

Le chauffage par la vapeur en tubes clos nous parait cependant offrir un avantage particulier. On pourrait alors adapter au générateur un système de projection directe de douches de vapeur sur des objets que leur volume ne permettrait pas d'introduire dans l'étuve, ou que leur épaisseur obligerait d'y faire séjourner trop longtemps. Une douche de ce genre, à l'intérieur du fourgon de transport des objets contaminés, immédiatement après chaque déchargement de ce fourgon, en assurerait l'assainissement avant son retour en Ville. Certains objets de literie, comme les matelas, trop volumineux pour être rapidement pénétrés par la chaleur de l'étuve, pourraient être ouverts dans la cour d'arrivée, et subir également la projection d'un jet de vapeur surchauffée.

Le four demeurerait donc ainsi réservé à la désinfection d'objets peu épais, comme les linges, les vêtements, susceptibles d'atteindre en quelques minutes le degré de température déterminé.

CONCLUSIONS :

A. — Créer sur deux points opposés de la capitale des étuves de désinfection chauffées par la vapeur d'eau et munies de régulateurs qui en limitent la température intérieure à + 100°.

Restreindre absolument l'emploi de ces étuves à la désinfection des effets contaminés par les affections contagieuses : fièvre typhoïdes, fièvres éruptives, fièvre puerpérale, diphtérie, choléra, etc.

B. — Déterminer par un règlement spécial :

1° La composition, les devoirs et les droits du personnel chargé du fonctionnement et de la surveillance ;

2° Les groupes de la population auxquels les établissements s'ouvriraient gratuitement ;

3° Le mode de rétribution des familles qui n'en bénificieraient qu'à titre onéreux.

C. — Examiner s'il ne conviendrait pas, pour vulgariser plus facilement l'usage de ce système de désinfection, d'affecter spécialement l'un de ces établissements à la population payante, en réservant exclusivement l'autre aux classes qui en auraient la jouissance gratuite.

A ces conclusions, votre Commission vous demande d'ajouter un vœu. Autant son opinion est formelle au sujet de la valeur des mesures qu'elle a l'honneur de vous proposer, et de leur utilité immédiate, autant elle a été réservée à l'égard de leur réalisation pratique : le choix et l'achat des terrains, l'édification des bâtiments, l'organisation des appareils de chauffage constituent autant de questions pour la solution desquelles elle fait appel aux lumières de tous les membres du Conseil, de ceux en particulier que leur haute compétence professionnelle désigne naturellement pour concourir à leur détermination.

Veuillez agréer, Monsieur le Préfet, l'expression de nos sentiments respectueux,

L. PASTEUR.   L. COLIN.

EXTRAIT DU PROCÈS-VERBAL

DE LA

SÉANCE DU CONSEIL D'HYGIÈNE PUBLIQUE ET DE SALUBRITÉ

En date du 11 juin 1880.

A la suite d'une proposition déposée au Conseil municipal de Paris, tendant à l'établissement, à Paris, d'un certain nombre d'*Étuves de désinfection*, en partie gratuites et en partie payantes, M. le Préfet a consulté le Conseil d'hygiène sur cette question, qui a fait l'objet d'une communication très intéressante de M. Vallin à la Société de médecine publique et d'hygiène professionnelle.

M. le Dr COLIN, au nom d'une Commission composée de MM. Pasteur et Léon Colin, donne lecture d'un rapport concluant à l'utilité des mesures proposées, mais réservant toute appréciation à l'égard de leur réalisation pratique. Le choix et l'achat des terrains nécessaires, la construction des bâtiments, l'installation des appareils de chauffage, sont autant de points pour lesquels la Commission fait appel aux lumières de tous les Membres du Conseil, spécialement de ceux que désigne leur compétence professionnelle.

M. Péligot demande que l'on emploie la vapeur surchauffée ; sans cela on n'obtiendrait pas dans l'étuve la température voulue. — M. du Souich appuie cet avis ; d'après lui, il conviendrait d'employer à la fois la vapeur et l'air chaud, lequel pourrait être aspiré par une sorte de Giffard. Par ce système, le mouillage des objets désinfectés serait moindre, et ces objets se détérioreraient moins. Un appareil de ce genre pourrait d'ailleurs être fait sur de petites dimensions, de telle sorte qu'il fût possible de le déplacer pour aller désinfecter au besoin les appartements.

M. Colin répond que la vapeur surchauffée lui semble également devoir être employée, de façon à obtenir une température de $+100^o$ au moins à l'intérieur de l'étuve, comme le demande son rapport, et comme devra en justifier le régulateur thermique placé en cette étuve. Quant à l'appareil portatif dont a parlé M. du Souich, et qui est en usage en Angleterre, la Commission n'hésite pas à reconnaître les grands services qu'il rendrait ; si le rapport n'en fait pas mention, c'est que la lettre de M. le Préfet consultait le Conseil uniquement sur « l'établissement d'Étuves de désin- « fection dans lesquelles on irait porter les objets de literie et les « linges qui ont été en contact avec des personnes atteintes de « maladies contagieuses. »

M. Bouchardat votera les conclusions du rapport ; mais on ne saurait méconnaître, dit-il, les difficultés que rencontrerait dans la pratique cette innovation. Il signale tout spécialement la nécessité de veiller avec soin à ne pas disséminer le mal par le transport de la literie et des vêtements, et de donner à l'étuve deux issues parfaitement distinctes, l'une pour l'entrée, l'autre pour la sortie des objets.

M. Bourneville insiste dans le même sens, et il propose de décider l'impression du rapport, dont il importe de relire les développements avant toute discussion. Il ajoute qu'il est du devoir de l'Administration de prendre contre les maladies épidémiques toutes les précautions possibles, et que l'installation d'Étuves publiques est un complément très désirable de ce qui se fait déjà. Il profite de cette occasion pour appeler l'attention des médecins et chirurgiens des Hôpitaux sur les dangers de la non-revaccination de tous leurs malades et de tous leurs blessés; il s'est déclaré à la Pitié des cas de variole chez des blessés entrés depuis trois semaines : ce fait ne saurait se reproduire.

M. LAGNEAU ne partage pas les appréhensions de M. Bouchardat ni les difficultés que l'on rencontrerait dans la pratique. Ce projet a été réalisé à l'étranger; pourquoi ne le serait-il pas aussi bien en France? La création d'Étuves publiques, et gratuites au besoin, est indispensable; elle permettrait de faire des désinfections qui ne se font pas aujourd'hui.

M. Arm. GAUTIER rappelle les expériences de M. Pasteur, qui démontrent la supériorité de l'action de l'air humide sur l'action de l'air sec. En ce qui touche les craintes de dissémination des germes, il n'y a pas lieu de s'y arrêter, pourvu que l'on prenne quelques précautions et que l'on enveloppe les linges infectés, par exemple, avec de la toile cirée.

M. PASTEUR confirme les observations de M. Gautier sur l'emploi de l'air humide. « Je n'ai jamais vu, dit-il, des germes résister à « $+110°$ à l'état humide, et les organismes adultes résistent rare- « ment à $+50°$ à $60°$ à l'état humide. Les germes de la bactéridie « charbonneuse supportent facilement $+90°$; les filaments meurent « au contraire vers $45°$; on sait également que pour conserver le lait « il faut lui faire subir une température de $+110°$ et que $+100°$ « ne suffisent pas. »

La question du transport est des plus importantes; mais la dissémination serait facilement empêchée si l'on emportait, de la chambre des malades à la voiture, les objets à désinfecter dans une caisse de tôle avec couvercle, laquelle caisse recevrait les objets dans la chambre même. La caisse serait ensuite désinfectée comme la voiture elle-même, au moyen d'un jet de vapeur, à son arrivée au local de désinfection.

M. Lalanne voudrait que le Conseil se prononçât formellement pour la construction d'appareils portatifs. Sa résolution pourrait inspirer à quelques industriels la bonne pensée d'en construire, et ces appareils pourraient être employés à la campagne. Il voudrait également que le Conseil se prononçât sur l'emploi de l'air sec ou de l'air humide : il y a des objets, tels que les oreillers de plumes, qui résisteraient difficilement à une atmosphère chargée de vapeur à saturation à 100°; il se produirait une sorte de feutrage.

M. Schutzenberger appuie cette observation et fait remarquer que la laine et la soie ne peuvent pas impunément supporter une température humide de $+ 100°$.

M. Colin répond qu'on se sert, à l'étranger, plutôt d'air chaud que de vapeur; mais que la première raison de ce fait c'est que l'air chaud agit beaucoup plus vite que la vapeur, dont la condensation sur l'objet froid entraînerait un abaissement de température dans l'étuve.

M. Peligot estime que les caisses de tôle dont a parlé M. Pasteur, pourraient peut-être servir à des désinfections sur place pour les objets de petite dimension. Les appareils employés pour donner des douches à domicile n'auraient à subir qu'une légère modification pour être appropriés à cet usage. Ce serait le meilleur moyen d'éviter tout danger de dissémination. La Commission d'étude définitive, dont M. Colin a demandé la formation, pourrait, ce semble, très utilement examiner également la question de désinfection à domicile.

Après quelques observations de MM. DE LUYNES, VOISIN et LESTI-BOUDOIS, le Conseil approuve les conclusions du rapport de MM. Pasteur et Colin, et il nomme membres de la Commission, dont feraient également partie MM. Pasteur et Colin, MM Bourneville, Luuyt et Desain, architecte en chef de la Préfecture de Police.

L'impression du rapport est votée.

Le Président,

P. SCHUTZENBERGER.

Le Secrétaire,

F. BEZANÇON.

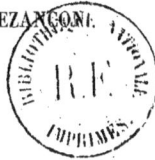

Typ. Ch. de Mourgues Frès — 3708.

46

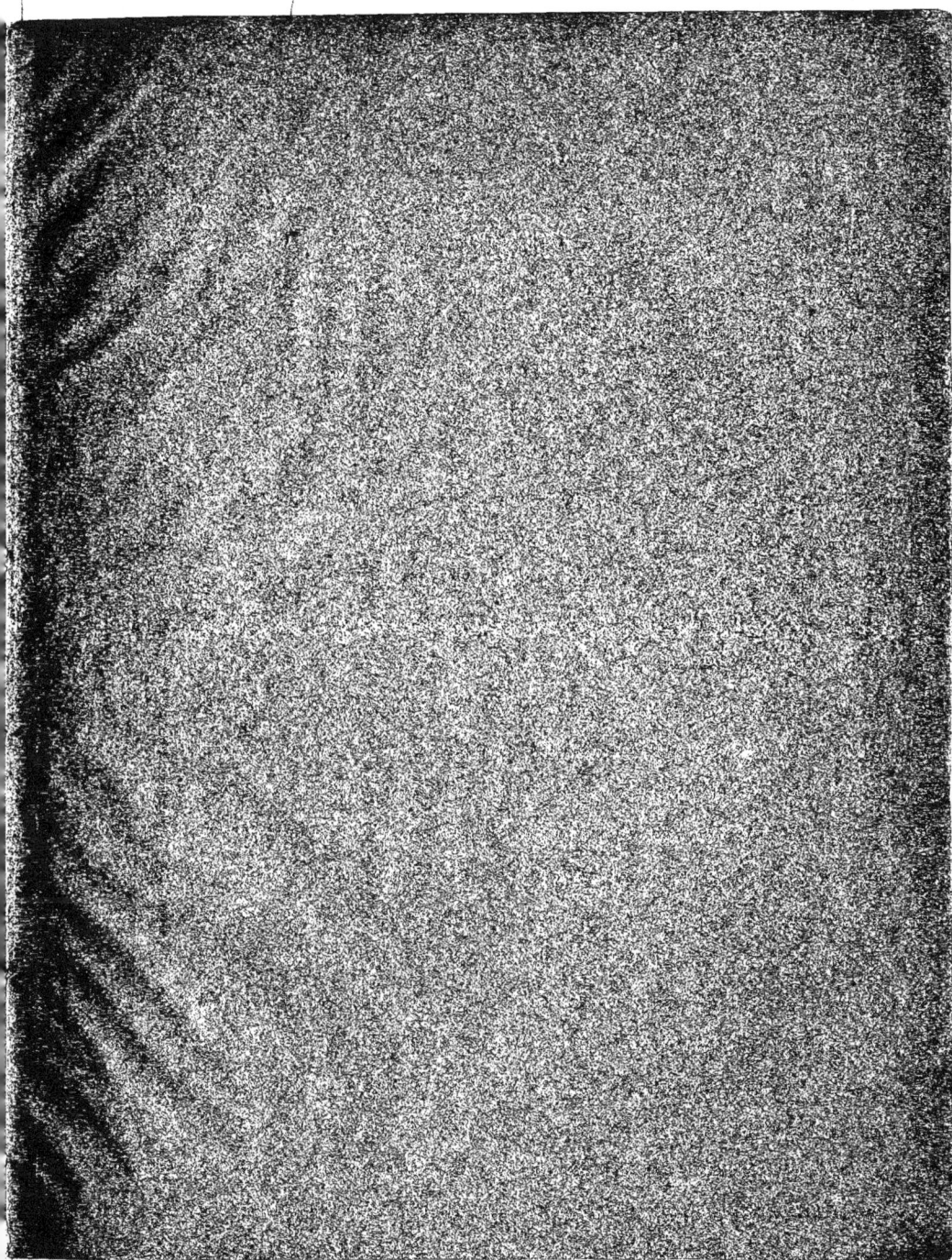

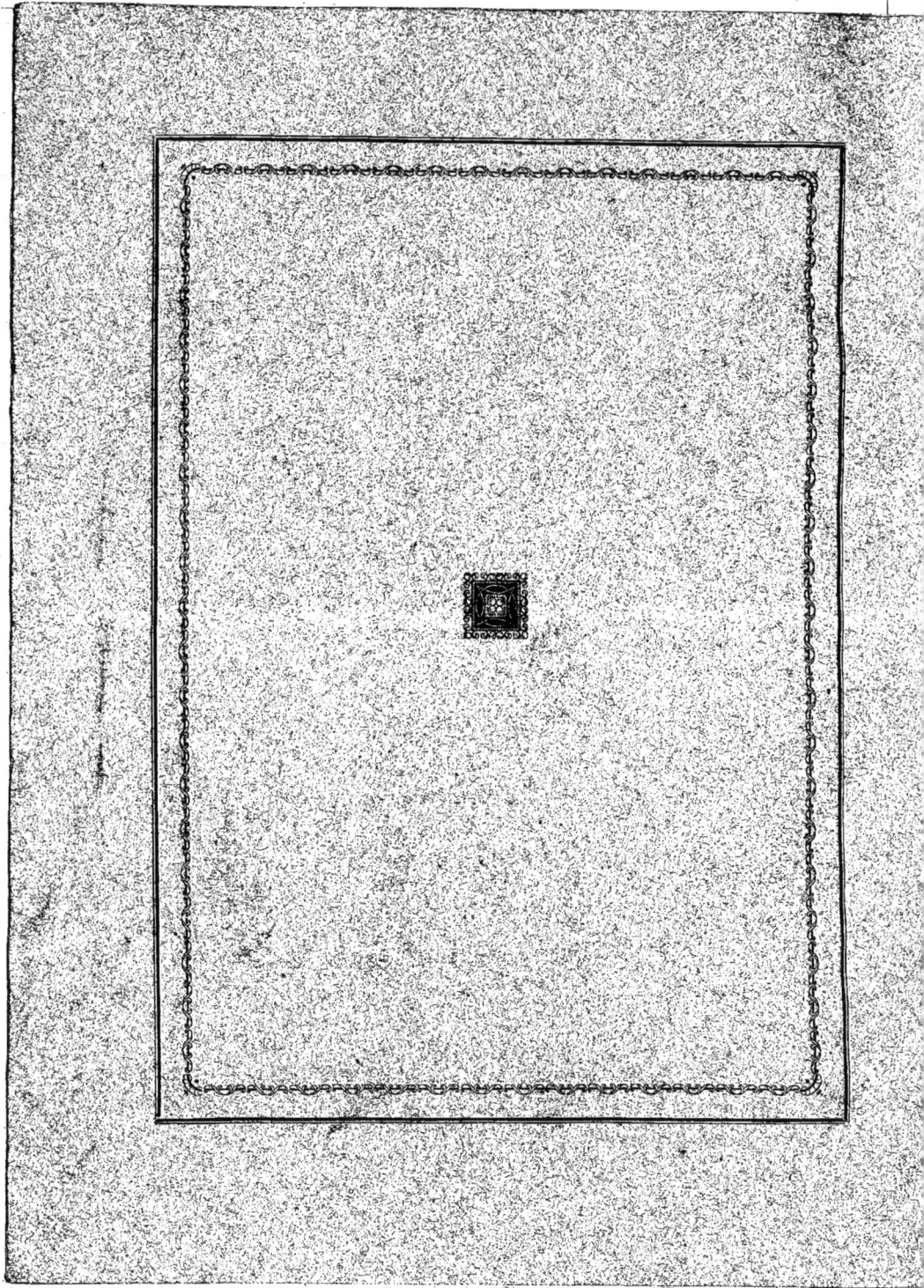

www.ingramcontent.com/pod-product-compliance
Lightning Source LLC
Chambersburg PA
CBHW060537200326
41520CB00017B/5271